Freidora De Aire

Una impresionante colección de algunas de las recetas
vegetarianas más deliciosas para cocinar todos

los días sin esfuerzo

*(Una guía completa para principiantes para el libro de
cocina freidora)*

I0135870

Pere-Manuel Tudela

TABLA DE CONTENIDOS

Coliflor Con Hierbas

Ingredientes

- 2 cabeza de coliflor mediana, cortada en ramilletes
- 8 cucharadas de aceite de oliva
- 1/2 1 taza de perejil fresco picado
- 2 cucharada de romero fresco picado
- 2 cucharada de tomillo fresco picado
- 2 cucharadita de ralladura de limón
- 4 cucharadas de zumo de limón
- 1 cucharadita de sal
- 1/2 cucharadita de copos de pimienta roja

Instrucciones

1. Precaliente la freidora seleccionando el modo ROAST a 250°C.
2. En un tazón grande, combine la coliflor y 4 cucharadas de aceite de oliva y revuelva para cubrir.
3. En tandas, coloque la coliflor en una sola capa en la cesta de la freidora de aire.
4. Cocine la coliflor seleccionando el modo ROAST a 250°C hasta que los floretes estén tiernos y los bordes dorados, de 15 a 20 minutos, removiendo a mitad de la cocción.
5. En un tazón pequeño, combine el resto de los ingredientes; agregue las 4 cucharadas de aceite restantes.
6. Poner la coliflor cocida en un bol grande; rociar con la mezcla de hierbas y remover para combinar.

Aguacate Crujiente

6 raciones

- 2 cucharadita de pimentón
- 1 cucharadita de ajo en polvo
- 1 cucharadita de cebolla en polvo
- 4 huevos grandes
- 6 aguacates, apenas maduros, cortados por la mitad
- 4 tazas de cortezas de cerdo molidas hasta convertirlas en polvo
- 4 cucharaditas de sal
- 4 cucharaditas de pimienta negra molida
- 4 cucharaditas de comino molido
- 2 cucharadita de chile en polvo

1. Rocíe la cesta de la freidora de aire con aceite de aguacate. Precalentar la freidora a 250°C.
2. Cortar los aguacates en rodajas gruesas en forma de fritas.

3. En un cuenco, combine las cortezas de cerdo, la sal, la pimienta y los condimentos.
4. En otro recipiente poco profundo, bata los huevos.
5. Sumergir las fritas de aguacate en los huevos batidos y sacudir el exceso, luego sumergirlas en la mezcla de corteza de cerdo.
6. Utilice las manos para presionar el empanado en cada fritura.
7. Rocía las fritas con aceite de aguacate y colócalas en la cesta de la freidora de aire en una sola capa, dejando espacio entre ellas.
8. Si las fritas son demasiado numerosas para colocarlas en una sola capa, trabaje en tandas.
9. Cocinar en la freidora de aire durante 45 a 50 minutos, hasta que se dore, dándole la vuelta después de minutos.

Horneado Cremoso De Coco Con Huevo Y Champiñones

Ingredientes:

- 4 cucharadas de mantequilla
- 15 huevos batidos
- Sal y pimienta para probar
- 240 g de champiñones picados
- 2 cucharadita de cebolla en polvo
- 450g de crema de coco

Direcciones:

1. Precaliente la freidora por 10 minutos.
2. En un tazón, combine los huevos, la mantequilla y la crema de coco.
3. Vierta una fuente para horno junto con los champiñones y la cebolla en polvo.
4. Sazone con sal y pimienta al gusto.
5. Coloque en la cámara de la freidora y cocine durante 20 minutos a 350°C.

Quiche De Espinacas

Ingredientes:

- 1/2 taza de queso crema
- 1 taza de harina de almendras
- 1 cebolla, picada
- 6 huevos
- 12 onzas de queso Cheddar, rallado
- 2 cucharadita de pimienta negra molida
- 2 cucharadita de aceite de oliva
- 2 cucharadita de sal
- 8 cucharadas de agua, hervida
- 2 taza de espinacas, picadas

Método:

1. Combine el agua con la harina de almendras y agregue sal.
2. Mezcle la mezcla y amase la masa suave no pegajosa.
3. Luego rocíe la bandeja de la canasta de la freidora con el aceite de oliva adentro.
4. Configure la freidora de aire a 6 150grados F y precaliéntela.
5. Enrolle la masa y colóquela en' la bandeja de la canasta de la freidora en forma de costra.
6. Ahora, coloque la bandeja de la cesta de la freidora en la freidora y cocínela durante 10 minutos.
7. Mezcle las espinacas con el queso crema y la pimienta negra.
8. La cebolla la agrega a la mezcla de espinacas.
9. Revuelva con cuidado;
10. Batir los huevos en el bol y batirlos.
11. La corteza de quiche está cocida, transfiérale el relleno de espinacas.

12.   Espolvorea el relleno con el queso rallado y vierte los huevos batidos.

13.   Luego configure la freidora a 6 10 0 grados F y cocine el quiche durante 7 minutos.

14.   Luego reduzca el fuego a 6 00 grados F y cocine el quiche por 9 minutos más.

15.   Deje que la quiche cocida se enfríe bien y córtela en trozos.

16.   Sirve y disfruta.

Crema De Pimiento Amarillo

INGREDIENTES

- Cebollino picado al gusto
- Sal y pimienta al gusto
- Aceite de oliva al gusto
- 450 g de pimientos amarillos
- 2 patata pequeña
- 1 chalote
- 350   ml de caldo de verduras caliente
- Pimentón al gusto
- 6 0 g de queso de cabra fresco
- 50 g de queso parmesano rallado

PREPARACIÓN

1. Pelar las patatas, lavarlas, secarlas con papel de cocina y cortarlas en dados.
2. Lavar los pimientos y cortarlos en trozos.
3. Pelar la chalota y cortarla en rodajas.
4. Colocar las verduras dentro de la freidora de aire, sazonar con aceite, sal, pimienta y pimentón y hornear a 250°C durante 35 a 40 minutos.
5. Mientras tanto, pon el queso de cabra, la sal, la pimienta y el queso parmesano en un bol y mézclalo bien hasta obtener una mezcla suave y cremosa.
6. Cuando termine la cocción, retire las verduras de la freidora de aire y colóquelas en una fuente.
7. Añadir el caldo de verduras y mezclar todo con una batidora de inmersión.
8. Colocar la crema de queso en el plato de servir, espolvorear con cebollino y servir.

Había Una Corteza Rojiza - Entonces Listo

Ingredientes:

- al gusto Sal y pimienta
- Aceite vegetal para freír
- 1000 gramos Filete de pollo
- 6 piezas Huevos
- 450 gramos Copos de maíz

Preparación:

1. Filete de pollo lavado y cortado en trozos planos no grandes.
2. Batir los huevos en un recipiente aparte, agregar sal y pimienta.
3. Triturar las hojuelas de maíz.
4. Comenzamos a cocinar.
5. Filete de pollo primero sumergido en huevos, luego en copos de maíz
6. y añadir a la freidora o sartén precalentada con mucho aceite vegetal
7. y freír por ambos lados.

8. La guarnición se puede freír. Limpiamos las patatas, las cortamos en tiras y las freímos de
9. ambos lados en una sartén honda caliente o una sartén con mucho
10. aceite vegetal.

Muslos De Pollo Al Cilantro Y Lima.

Ingredientes:

2 cucharadita de comino
4 limas medianas
1/2 de taza de cilantro fresco picado.
8 muslos de pollo con hueso y piel
2 cucharadita de polvo de hornear
1 cucharadita de ajo en polvo
4 cucharaditas de chile en polvo

Direcciones:

1. Secar los muslos de pollo con una palmadita y espolvorear con polvo de hornear.
2. Mezclar el ajo en polvo, el chile en polvo y el comino en un bol pequeño.
3. Espolvorear uniformemente sobre los muslos, frotando suavemente sobre y bajo la piel del pollo.
4. Cortar una lima por la mitad y exprimir el zumo sobre los muslos.

5. Coloque el pollo en la cesta de la freidora de aire.
6. Ajuste la temperatura a 450ºF y ase durante 45 a 50 minutos.
7. Corte la otra lima en cuatro gajos para servir y adorne el pollo cocido con los gajos y el cilantro.

Pimientos Con Almendras Y Piñones

INGREDIENTES

Media taza de vinagre de manzana
8 cucharadas de granos de almendra
Sal y pimienta al gusto
Aceite de oliva al gusto
2 pimiento rojo grande
2 pimiento amarillo grande
2 g de ajo en polvo
4 cucharadas de piñones tostados

PREPARACIÓN:

1. Retire las cápsulas de los pimientos y lávelas bien bajo el grifo.
2. Sécalos con cuidado secando la superficie.
3. Coloque los pimientos directamente en la cesta de la freidora de aire.
4. Encender el fuego y cocinar a 200°C durante 35 a 40 minutos, dándole un par de vueltas.

5. Compruebe siempre que los pimientos están cocidos.
6. Mientras se enfrían los pimientos cocidos, picar las almendras tostadas y los piñones.
7. Una vez pelados los pimientos y retiradas las semillas, córtalos en trozos pequeños y colócalos en una fuente de horno alta.
8. Sazonar la superficie con sal y pimienta, vinagre de manzana, almendras y piñones.
9. Por último, añadir el aceite y una pizca de ajo en polvo.
10. Cubrir la fuente con film transparente y dejar reposar toda la noche en el frigorífico en el estante más bajo.
11. Recuerde servir los pimientos a temperatura ambiente directamente en los platos de servicio.

Pasta Con Patatas Y Queso Provolone

Ingredientes:
- Salas
- Aceite
- Orégano
- 250g de patatas
- 450g de queso provola
- 400 g de patatas

Procedimiento:

1. Lavar y pelar las patatas, cortarlas en cubos y colocarlas en un bol.
2. Cortar la provola horizontalmente, haciendo cortes largos.
3. Coloca este ingrediente también en el bol utilizado anteriormente y añade un chorrito de aceite, una pizca de sal y una pizca de orégano.
4. Cubra la cesta de la freidora de aire con papel antigrasa y rocíe con un pulverizador dos hilos de aceite.
5. Añadir las patatas y cocinar a 250° durante 60 minutos.

6. Una vez transcurridos los minutos, sacar la freidora y añadir el queso provola, continuar la cocción otros 10 minutos.
7. Mientras tanto, cuece la pasta en la placa durante unos 15 a 20 minutos.
8. Recomiendo cocinar la pasta antes de los últimos 10 minutos, para poder disfrutar del plato en caliente.
9. En la fuente, verter la pasta y las patatas con la crema de provola. Añadir más orégano.
10. La pasta está lista!

Rollitos De Huevo Con Queso Para El Desayuno

Ingredientes:

- 25envoltorios de rollos de huevo
- 2 cucharada de leche al 2 por ciento
- Spray para cocinar
- 2 cucharada de mantequilla
- 1/7 cucharadita de pimienta
- 1/2 cucharadita de sal
- 250 g de queso Monterey Jack rallado
- 250 g de queso cheddar fuerte rallado
- Salsa o jarabe de arce, si lo desea
- 2 cucharada de cebollas verdes picadas
- 450 g de chorizo de cerdo a granel
- 8 huevos grandes

Direcciones:

1. A fuego medio, cocine la salchicha mientras la desmenuza en una sartén antiadherente durante 10 a 15 minutos hasta que desaparezca el color rosado.
2. Agregue las cebollas verdes y el queso. Reservar.
3. Limpia la sartén hasta que esté limpia.
4. Bate la leche, los huevos, la pimienta y la sal en un tazón pequeño hasta que se mezclen.
5. A fuego medio, derrita la mantequilla en la misma sartén.
6. Agregue la mezcla de huevo y cocine mientras revuelve hasta que no quede líquido y los huevos se espesen.
7. Agregue la mezcla de salchichas y revuelva.
8. Precalienta la freidora a 350°C. Coloca una esquina del envoltorio del rollo de huevo para que apunte hacia ti.

9. Verter 120 g de relleno por debajo de la mitad del envoltorio.
10. .
11. Doble la esquina inferior sobre el relleno y luego humedezca el resto de los bordes del envoltorio con agua.
12. Dobla las esquinas laterales hacia el centro sobre el relleno.
13. Enrolle firmemente el rollo de huevo y séllelo presionando en la punta.
14. Repita este proceso con los envoltorios restantes.
15. Trabajando en lotes, extienda los rollos de huevo en una bandeja engrasada en la cesta de la freidora y rocíe aceite en aerosol.
16. Freír al aire durante 6 a 8 minutos.
17. Voltee y espolvoree con aceite en aerosol. Continúe cocinando durante 10 a 15 minutos hasta que estén crujientes y doradas.
18. Puede servirlo con salsa o jarabe de arce si lo desea.

Pollo Italiano

Ingredientes:

- 4 cucharaditas de condimento italiano
- 8 filetes de pechuga de pollo
- 25 onzas de aderezo italiano

Método:

1. Unte la pechuga de pollo con aderezo italiano.
2. Espolvorea con condimento italiano.
3. Cubra y deje marinar en el refrigerador por 2 hora.
4. Freír al aire a 6 70 grados F durante 15 minutos por lado.
5. Sirve y disfruta.

Vieiras Con Eneldo Y Limón

Ingredientes:

* 4 cucharaditas de aceite de oliva
* Pimienta sal
* 2 cucharadita de eneldo
* 2 cucharada de jugo de limón fresco
* 8 10 0 g de vieiras

Direcciones:

1. Eneldo picado.
2. En un recipiente, revuelva todos los ingredientes hasta que estén bien
3. Agregue vieiras a la canasta de la freidora.
4. Cocinar a 2 810 °C durante 10 minutos.
5. Sirve y disfruta.

Huevos De Nube Sencillos

Ingredientes:

- 4 huevos
- 2 cucharadita de mantequilla

Método:

1. Separar los huevos en claras y yemas.
2. A continuación, batir las claras con la ayuda de una batidora de mano hasta obtener picos blancos fuertes.
3. Ahora, unta la bandeja de la Air Fryer con la mantequilla.
4. Precaliente la Air Fryer a 450grados F (2 8 9 °C).
5. Haga las nubes medias de los picos de clara de huevo en la bandeja de la Air Fryer preparada.
6. Coloque la bandeja cesta en la Air Fryer y cocine los huevos nube durante 1-5 minutos.
7. Ahora, retire la cesta de la Air Fryer, coloque las yemas de huevo en el centro de cada nube de huevo y

vuelva a colocar la cesta en la Air Fryer.

8. Cocine el plato durante 1-5 minutos más.

9. Ahora, saque el plato cocinado de la cesta y sirva.

Magdalenas De Arándanos

Ingredientes:

- 20 tazas de harina de trigo integral
- 2 taza de leche
- Una pizca de sal marina
- 2 huevo
- Una pizca de extracto de vainilla o vainilla real en polvo
- 4 cucharadas de aceite de coco calentado a líquido
- 2 cucharada de yogur natural
- 4 cucharadas de azúcar
- Un puñado de arándanos congelados
- 4 cucharaditas de polvo de hornear

Direcciones:

1. Combine todos los ingredientes secos en un tazón.

2. Revuelva para combinarlos uniformemente.
3. Combine todos los ingredientes húmedos en otro tazón.
4. Batir para que el líquido se combine uniformemente.
5. En un tazón grande, combine los ingredientes húmedos y secos.
6. Use una batidora de mano o un batidor para combinar bien.
7. Incorpore los arándanos de manera uniforme.
8. Coloque cinco moldes para panecillos en la freidora de aire.
9. Vierta la mezcla dejando espacio en la parte superior de los moldes para que suban los muffins.
10. Caliente la freidora de aire a 450 ºF (alrededor de 2 77 °C).
11. Deje "freír al aire" durante 20 a 25 minutos y luego verifique con un tenedor..
12. Sirve y disfruta.

Hamburguesas De Carne De Queso

Ingredientes:

- 4 cucharaditas de mostaza
- 4 panes de hamburguesa
- sal y pimienta negra
- 8 rebanadas de queso cheddar
- 6 cucharadas de cebolla amarilla
- 650 g de ternera magra
- 8 cucharaditas de salsa de tomate

Direcciones:

1. Carne de res magra, molida, cebolla amarilla picada, pan de hamburguesa, cortado a la mitad.
2. En un tazón, mezcle la carne con la cebolla, la mostaza, el ketchup, la sal y la pimienta, y revuelva bien.
3. Forme 8 hamburguesas con esta mezcla.
4. Divida el queso en 1-5 hamburguesas y cubra con las otras 1-5 hamburguesas.
5. Colócalas en la freidora de aire precalentada a 250°C y fríelas durante 20 minutos.
6. Divida la hamburguesa con queso en 1-5 mitades de pan y cubra con las otras 2.
7. Sirve y disfruta.

Huevos A La Benedictina En Muffins Ingleses

Ingredientes:

- 450ml de leche
- 250 ml de leche
- 1 cucharadita de sal
- 1/2 de cucharadita de pimentón
- 4 cucharadas de margarina
- 8 huevos grandes
- 320 g de tocino canadiense, cortado en dados de 1 pulgada
- 1 paquete (210 10 g) de mezcla de salsa holandesa
- 6 muffins ingleses, cortados en dados de 1 pulgada
- 2 tallo de cebollas verdes, picadas
- 1 cucharadita de cebolla en polvo

Direcciones:

1. Engrase ligeramente el molde para hornear de la freidora con aceite en aerosol.
2. Coloque la mitad del tocino en el fondo de la sartén y extienda uniformemente muffins ingleses secos encima.
3. Extienda uniformemente el tocino restante encima.
4. En un tazón grande, bata bien los huevos, 450 ml de leche, las cebollas verdes, la cebolla en polvo y la sal.
5. Vierta sobre la mezcla para panecillos ingleses.
6. Espolvorear por encima con pimentón.
7. Cúbrelo con papel de aluminio y déjalo una noche en el frigorífico.
8. Precaliente la freidora a 250 °C.
9. Cocine en una freidora cubierta con papel aluminio durante 210 minutos.
10. Retire el papel aluminio y continúe cocinando por otros 45 a 50 minutos o hasta que esté listo.

11. Mientras tanto, prepare la salsa holandesa derritiendo la margarina en una cacerola.
12. Mezcle la leche restante y la salsa holandesa en un tazón pequeño y mezcle con la margarina derretida.
13. Cocine a fuego lento hasta que espese mientras revuelve continuamente.
14. Sirve y disfruta con la salsa.

Huevera Crujiente De Jamón

Ingredientes:

- 2 cucharadas de crema agria entera
- 8 (28 g) lonchas de jamón serrano
- 8 huevos grandes
- 2 2 8 g de queso Cheddar mediano rallado.
- 10 9 g de pimiento verde picado
- 2 cucharadas de pimiento rojo cortado en cubitos
- 2 cucharadas de cebolla blanca picada

Direcciones:

1. Coloque una loncha de jamón en el fondo de cuatro moldes para hornear.
2. Tome un tazón grande y bata los huevos con crema agria.
3. Agregue el pimiento verde, el pimiento rojo y la cebolla.
4. Vierta la mezcla de huevo en un molde para hornear forrado con jamón.
5. Cubra con queso cheddar.
6. Coloque la taza en la cesta de la freidora.
7. Ajuste la temperatura a 250 °C y programe el temporizador durante 15 a 20 minutos o hasta que las partes superiores estén doradas.
8. Servir tibio.

Salchicha Cheddar-Monterey Jack

Ingredientes:

- 4 cucharadas de pimiento rojo
- 2 cebolla verde
- 8 huevos
- 1 taza de mezcla de queso Cheddar-Monterey Jack rallado
- 2 pizca de pimienta de cayena
- 1/2 de libra de salchicha para el desayuno

Direcciones:

1. Cebolla verde, picada, pimiento rojo cortado en cubitos.
2. Engrase ligeramente el molde para hornear de la freidora con aceite en aerosol.
3. Agregue la salchicha y, durante 15 a 20 minutos, cocine a 350°F.
4. A la mitad, desmenuce la salchicha y revuelva bien.

5. Mientras tanto, bata los huevos en un tazón y agregue el pimiento, la cebolla verde y la pimienta de cayena.
6. Retire la canasta y revuelva un poco la mezcla.
7. Extienda uniformemente el queso y vierta los huevos encima.
8. Cocine por otros 20 a 25 minutos a 350°F o hasta que los huevos estén listos al punto deseado.
9. Sirve y disfruta.

Frittata De Verduras Lujosa

Ingredientes:

1 taza de champiñones, en rodajas
1 taza de espinacas, ralladas
1 taza de cebolla morada, rebanada
1/2 taza de leche
2 calabacín, en rodajas
8 huevos
Sal marina y pimienta negra molida, al gusto
8 cucharadas de queso Cheddar, rallado
10   cucharadas de queso feta, desmenuzado
1 cucharada de aceite de oliva
1 manojo de espárragos, en rodajas
1/2 manojo de cebollino, picado

Método:

1. En un tazón, mezcle los huevos, la leche, la sal y la pimienta.
2. A fuego medio, saltea las verduras durante 10 a 15 minutos con el aceite de oliva en una sartén antiadherente.
3. Pon un poco de papel pergamino en la base de un molde para hornear.
4. Vierta las verduras, seguido de la mezcla de huevo.
5. Cubra con el queso feta y el Cheddar rallado.
6. Precaliente el horno de la freidora a 6 20 grados F.
7. Transfiera el molde para hornear al horno de la freidora y hornee por 2 10 minutos.
8. Retire la frittata del horno de la freidora y déjela enfriar durante 10 minutos.
9. Cubra con las cebolletas picadas y sirva.

Brochetas De Pechugas De Pollo

Ingredientes:

- 160 ml de salsa de soja
- 12 champiñones
- 120 g de miel
- 6 pimientos naranjas
- sal y pimienta negra
- 4 pechugas de pollo

Direcciones:

1. 2 . Pechugas de pollo, sin piel, sin huesos y en cubos gruesos.
2. Pimientos naranjas, cortados en cuadritos, champiñones, cortados por la mitad.
3. En un tazón, mezcle el pollo con miel, sal, pimienta, digamos salsa y un poco de aceite en aerosol y mezcle bien.
4. Ensarte el pollo, los pimientos y los champiñones en las brochetas.
5. Colócalos en tu freidora y cocina a 250 °C durante 35 a 40 minutos.
6. Sirve y disfruta.

Sándwich De Camarones Con Queso

Ingredientes:

- 4 cucharadas de cebolla verde picada
- 4 cucharadas de mantequilla blanda
- 6 cucharadas de mayonesa
- 2 1/2 tazas de queso Colby, Cheddar o Havarti rallado
- 8 rebanadas de pan integral o integral
- 2 lata (6 oz / 2 70 g) de camarones pequeños, escurridos

Método:

1. Precaliente el horno de la freidora a 450 grados F (unos 208 ºC).
2. En un tazón mediano, combine el queso, los camarones, la mayonesa y la cebolla verde y mezcle bien.
3. Extienda esta mezcla sobre dos rebanadas de pan.
4. Cubra con las otras rebanadas de pan para hacer dos sándwiches.
5. Unte los sándwiches ligeramente con mantequilla.
6. Freír al aire durante 10 a 15 minutos, o hasta que el pan esté dorado y crujiente y el queso se derrita.
7. Cortar por la mitad y servir tibio.

Cerdo Frito Con Glaseado Agridulce

Ingredientes:

- 10 cucharadas de azúcar moreno
- 2 cebolla verde
- 4 huevos grandes
- 6 cucharadas de agua
- Sal pimienta
- 4 libras de chuletas de cerdo cortadas en trozos
- 1/2 cucharadita de polvo chino de cinco especias
- 1/2 taza de vinagre de vino de arroz
- 2 taza de fécula de patata
- 4 cucharadas de maicena

Direcciones:

1. Cebolla verde picada, huevos batidos.
2. Precaliente la freidora a 6 90 °F.
3. Sazone las chuletas de cerdo con sal y pimienta al gusto.
4. Sumerja las chuletas de cerdo en el huevo, reserve.
5. En un tazón, combine la fécula de patata y el polvo chino de cinco especias.
6. Pase las chuletas de cerdo por la mezcla de harina.
7. Coloque en la rejilla de doble capa y cocine por 6 0 minutos.
8. Mientras tanto, coloque el vinagre y el azúcar moreno en una cacerola.
9. Sazone con sal y pimienta al gusto.
10. Agregue la mezcla de almidón de maíz y deje hervir a fuego lento hasta que espese.
11. Sirva las chuletas de cerdo con la salsa y decore con cebollas verdes.
12. Sirve y disfruta.

Paquetes De Desayuno De Espinacas

yogur griego para servir

450 g queso ricota

8 hojas de pasta filo

2 cucharadas de piñones

2 huevo, batido

900   g de hojas de espinaca baby, picadas en trozos grandes

Sal y pimienta negra al gusto

Ralladura de 2 limón, rallado

1. En un tazón, mezcle las espinacas con el queso, el huevo, la ralladura de limón, la sal, la pimienta y los piñones y revuelva.

2. Coloque las hojas de filo en una superficie de trabajo, divida la mezcla de espinacas, dóblelas en diagonal para dar forma a sus paquetes y colóquelos en su freidora de aire precalentada a 250 °C.

3. 6 . Hornee los paquetes durante 10 a 15   minutos, divídalos entre platos y sírvalos con yogur griego al lado.

Lomo De Cerdo Al "Dijon"

Ingredientes:

- 2 diente de ajo picado
- 1 cucharadita de albahaca seca
- 2 taza de pan rallado suave
- 4 cucharadas de aceite de oliva
- 2 lb. (8 10 8 g) de lomo de cerdo, cortado en rodajas de 2 pulgada
- Pizca de sal
- Pimienta negra recién molida al gusto
- 4 cucharadas de mostaza de "dijon"

Direcciones:

1. Golpear ligeramente las lonchas de cerdo hasta que tengan un grosor de unos ¾ de pulgada.
2. Espolvorear con sal y pimienta por ambos lados.
3. Cubrir el cerdo con la mostaza de dijon y espolvorear el ajo y la albahaca.
4. En un plato, combinar el pan rallado y el aceite de oliva y mezclar bien.

5. Cubra las rebanadas de cerdo con la mezcla de pan rallado, dando palmaditas, para que las migas se adhieran.
6. Coloque la carne de cerdo en la cesta de la freidora, dejando un poco de espacio entre cada pieza.
7. Freír a 6 90ºF (2 99ºC) durante 2 2 a 2 8 minutos o hasta que la carne de cerdo alcance al menos 2 8 10 ºF (66 ºC) en un termómetro de carne, y la capa esté crujiente y dorada.
8. Servir inmediatamente.

Muffins De Chocolate Fáciles De Airfryer

Ingredientes:

2 00 g de mantequilla
4 Huevos medianos
10 cucharadas de agua con leche
1 cucharadita de esencia de vainilla
400 g de azúcar en polvo
450 con levadura
210 g de cacao en polvo
150 g de chocolate con leche

Método:

1. Precalentar la freidora de aire a 2 80c.
2. Mezcle la harina, el azúcar y el cacao en un tazón grande para mezclar.
3. 6 . Frote la mantequilla hasta que tenga una consistencia de pan rallado.
4. 8 . Rompa los huevos en un tazón pequeño, agregue la leche y mezcle bien.

5. 10 . Agregue la mezcla de huevo y leche en el tazón grande y mezcle bien.

6. Agregue la esencia de vainilla, mezcle bien y luego agregue un poco de agua si es demasiado espesa.

7. Ahora deberías tener algo que se parezca a una mezcla de pan.

8. Con un rodillo, golpea el chocolate con leche en una bolsa de sándwich hasta que tengan una mezcla de tamaños.

9. Añádelo al bol y vuelve a mezclar por última vez.

10.   Vierta en pequeños moldes para bollos y colóquelos en la freidora.

11.   Cocine durante 15 a 20 minutos a 2 80c seguido de 6 minutos a 2 60c.

Solomillo Espresso

Ingredientes:
- 1 cucharadita de mejorana
- 2 cucharada de miel cruda
- 2 cucharada de jugo de limón fresco
- 2 cucharaditas de aceite de oliva
- 2 libra de lomo de cerdo
- 2 cucharada de azúcar morena, envasada
- 2 cucharaditas de polvo de espresso
- 2 cucharadita de pimentón

Direcciones:

1. 2 . Saque un tazón pequeño y mezcle la mejorana, el espresso en polvo, el azúcar morena y el pimentón.
2. Agregue el aceite de oliva, el jugo de limón y la miel.
3. Asegúrate de que esté bien mezclado.
4. Unte esta mezcla sobre el lomo de cerdo, dejando marinar la carne durante diez minutos a temperatura ambiente.
5. Ase en la canasta de la freidora durante nueve a once minutos.
6. Cortar la carne en rebanadas y servir caliente.

Pastel De Café

Ingredientes:

- 2 20 gramos de azúcar moreno,
- 2 cucharadita de canela,
- 10 0 gramos de mantequilla.
- 6 cucharadas de aceite,
- 2 huevo,
- 1 cucharadita de extracto de vainilla,
- 1 taza de leche,
- 6 00 gramos de harina,
- 2 cucharadita de polvo de hornear una pizca de sal,

Preparación:

1. En un cuenco mediano, coloque el azúcar moreno y la canela,
2. Luego, en otro bol, mezclar el aceite, los huevos, la vainilla y la leche.
3. Mezclar por separado el azúcar, la harina, la levadura en polvo y una

pizca de sal y añadirlo a la mezcla anterior.

4. Remover bien la mezcla para evitar que se formen grumos.

5. Engrasar los moldes para tartas y verter la mitad de la masa, luego poner la mezcla de azúcar y canela, y continuar con el resto de la masa.

6. Rociar los moldes con mantequilla derretida ligeramente en un cazo o en el microondas.

7. Precalentar la freidora a 2 60º y cocinar durante 6 0 minutos.

8. Haz la prueba del palillo para asegurarte de que está cocido por dentro.

Bizcocho Integral

Ingredientes:

- 4 medidas harina integral
- 1 sobre levadura
- Azúcar para espolvorear
- Ralladura de limón
- 12 raciones
- 4 huevos
- 2 yogur
- 2 medida yogur de azúcar

Instrucciones:

1. -Batimos los huevos y el azúcar en un bol
2. -Introducimos el resto de ingredientes y los mezclamos bien
3. -Vierta la mezcla en un recipiente de aluminio de 20, 6 x 20, 6 (o cualquier recipiente adecuado para este tipo de freidora)
4. -Espolvorea azúcar por encima

5. -Ponemos el recipiente en la cesta de freír y lo ponemos a 250 ° durante 6 0 minutos

Aborrajados En Freidora De Aire

Ingredientes:

- 6 raciones
- -4 Plátanos maduros
- -Sal
- -Mantequilla
- -Queso mozzarella

Instrucciones:

1. -Separar dos plátanos maduros de unos 10 cm de tamaño, sin pelarlos, ponerlos en agua hirviendo durante 15 a 20 minutos o hasta que estén muy blandos -Añadir al bol una cucharada de mantequilla y media sal, y machacar los plátanos con un tenedor hasta que quede masilla - Corta el azúcar de guayaba en cubos y cubre con queso mozzarella.
2. Para facilitar su manipulación, lo mejor es dejar que el queso alcance la

temperatura corporal puedes sujetar la combinación de guayaba y queso con una mano hasta que esté más formado, utiliza Cúbrelo con la masilla de plátano preparada anteriormente.

3. -Precaliente la freidora a 200 grados Celsius durante 6 minutos

4. -Si quieres, puedes usar tu aceite favorito para aplicar un poco en tus manos, luego poner la bola de plátano en él y aplicar ligeramente el aceite para formar una capa más quebradiza y evitar que se seque.

5. Puedes omitirlo si quieres no lo quiero El paso esto

6. -Pon tu aborrajado en una freidora de aire a 250 grados por 40 minutos, y luego te mostraré un aborrajado hecho con más aceite, el de al lado es menos aceite, ambos son iguales deliciosos, si quieres que quede más dorado, Puedes dejarlo durante unos 10 minutos, ¡eso es todo!

7. -Esta vez serví carne frita con salsa de soja y vino blanco y tomates sazonados con vinagre balsámico.

Muffins De Huevo Con Albahaca Fresca

Ingredientes:

- 1/2 taza de leche de almendras
- 1 taza de claras de huevo
- 8 huevos
- Pimienta y sal
- 12 hojas de albahaca fresca picadas
- 2 pimiento morrón asado picado
- 4 cucharadas de queso de cabra desmenuzado

1. Primero, mezcle los huevos, la leche, las claras, el ajo en polvo, la pimienta y la sal en un bol.
2. Luego agregue los ingredientes restantes y mezcle bien.
3. Vierta la mezcla de huevo en los moldes de silicona para muffins.
4. Coloque los moldes en la freidora.
5. Cocine a 450 F durante unos 40 minutos.
6. Sirve y disfruta.

Peras Gorgonzola Al Horno De La Freidora

- 2 cucharadamanteca
- alguna cosajugo de limon
- Para el aderezo
- 6 cucharadasaceite de oliva
- 4 cucharaditas de jugo de limón
- 4 cucharaditas
- miel
- 2 cucharadaEstragón alguna cosaSal pimienta
- 2 pera pequeña
- La ensalada
- 4 pistones de achicoria
- 10 0 gramosavellanas, picadas
- 2 cucharadaaceite de oliva
- 4 peras maduras grandes
- 2 00 gramosGorgonzola
- 2 00 gramosPorchetta
- 4 rebanadas de pan tostado

Preparación

1. Ponga las avellanas enteras en la cesta de la Airfryer.
2. Unte la parrilla encima y las dos rebanadas de pan tostado con la mantequilla; esto da como resultado crutones crujientes.
3. Asar todo a 250 ° C durante 15 minutos.
4. A continuación, pique las avellanas y pique la tostada en dados.
5. Deje ambos a un lado, lo necesitaremos para decorar más tarde.
6. A continuación, pele las dos peras grandes, córtelas por la mitad y quítelas del corazón.
7. Cepille las mitades de pera con jugo de limón y el ácido evitará la decoloración.
8. Ahora basta con poner el gorgonzola en la cavidad y envolver todo con la porchetta - Cocinar a 200 ° C durante 20 minutos en el molde para hornear.

9. Para el aderezo, pelar la pera pequeña, retirarla del corazón y cortarla en trozos grandes.

10. Haga un puré con la miel, el aceite de oliva, el estragón, el jugo de limón, la sal y la pimienta en un procesador de alimentos.

11. Lavar la achicoria y liberarla del tallo.

12. Cortar en trozos y colocarlos en un plato.

13. Rocíe el aderezo y coloque un bulbo de gorgonzola envuelto en porchetta sobre él.

14. Adorne con las avellanas tostadas y los picatostes, ¡listo!

Albóndigas Con Salsa De Tomate

Ingredientes:

- 2 yema de huevo
- 2 /6 taza de pan rallado
- Sal y pimienta negra al gusto
- 4 cucharaditas de aceite de oliva
- 4 cucharaditas de mostaza
- 2 taza de salsa de tomate
- 4 tazas de carne de res magra molida
- 2 cebolla grande, (picada)
- 4 dientes de ajo, (picados)

Direcciones:

1. En un tazón, combine la carne de res, 1 taza de salsa de tomate, cebolla, ajo, yema de huevo, pan rallado, sal y pimienta, y revuelva bien.
2. Forma albóndigas medianas con esta mezcla.
3. Engrasa las albóndigas con el aceite, colócalas en la freidora y cocina por 2 0 minutos a 450 °F.
4. En un tazón, mezcle el resto de la salsa de tomate y la mostaza, cepille ligeramente las albóndigas, agite y cocine a 450°F durante 10 minutos más.
5. Disponer las albóndigas y la salsa en platos, servir y disfrutar.

Deliciosa Tortilla De Cebolla

- 2 cebolla grande picada
- 1 cucharadita de salsa de soya
- 6 huevos
- Spray para cocinar
- Sal y pimienta negra molida, al gusto
- 4 cucharadas de queso Cheddar rallado

1. Ajuste la temperatura del horno de la freidora a 6 10 10   grados F (alrededor de 250 ºC).
2. En un tazón, mezcle los huevos, la sal, la pimienta y la salsa de soya.
3. Rocíe una cacerola pequeña con aceite en aerosol.
4. Extienda la cebolla picada en el fondo de la sartén, luego transfiera la sartén al horno de freidora.
5. Hornee en el horno de freidora de aire precalentado durante 12 minutos o hasta que la cebolla esté transparente.
6. Agregue la mezcla de huevo encima de las cebollas para cubrirlas bien.

7. Agregue el queso encima, luego continúe horneando por otros 12 minutos.
8. Permita que se enfríe antes de servir.

Buñuelos Keto Kale

Ingredientes:

2 cucharadita de pimentón
1 cucharadita de sal
2 cucharadita de aceite
1 cebolla, picada
2 huevo
20 onzas de col rizada, lavada y picada
en trozos grandes
4 cucharadas de harina de almendras
2 cucharada de mantequilla
2 cucharada de crema

Método:

1. Coloque la col rizada en la licuadora y mezcle hasta que quede suave.
2. Batir el huevo en el bol y batirlo con el batidor manual.
3. Agrega la harina de almendras, la sal, el pimentón y la nata.
4. revuélvelo;
5. Luego agregue la cebolla picada y la col rizada licuada.
6. Mezclar bien, hasta obtener una masa de buñuelos homogénea.
7. Precaliente la freidora de aire a 6 60 grados F (250 ° C).
8. Rocíe la bandeja de la cesta de la freidora con el aceite de oliva en el interior.
9. Luego haga los buñuelos medianos con la masa preparada.
10. Colóquelos en la bandeja de la cesta de la freidora.
11. Cocine los buñuelos de col rizada durante 10 a 15   minutos por cada lado.

12. Cuando los buñuelos de col rizada estén cocidos, transfiéralos de la freidora y enfríelos.
13. Sirve y disfruta.

Barras De Mars Fritas

Ingredientes:

- 2 barra Mars (Reino Unido) o Vía Láctea (EE. UU.)

- 2 taza de harina común

- 1 taza de harina de maíz

- Una pizca de bicarbonato de sodio (bicarbonato de sodio a Yanks)

- Leche o cerveza

- Aceite para freír

Direcciones:

1. Enfríe la barra de chocolate guardándola en el refrigerador, pero no la congele.

2. Mezcle las harinas y el bicarbonato de sodio.

3. Agrega leche o cerveza hasta obtener una masa con la consistencia de una crema fina.

4. Calentar el aceite hasta que un pequeño trozo de pan se dore en unos segundos,
5. pero no permitas fumar.

6. Retire la envoltura de la barra de chocolate fría.

7. Cubra completamente con la masa.

8. Bajar con cuidado en aceite caliente y freír hasta que se doren.

9. Sirva, con helado o papas fritas, si así lo desea.

Rollitos De Primavera De Pollo

2 cucharada. aceite de oliva
2 libra de cerdo o pollo
2 diente de ajo, picado
2   cucharada. jengibre fresco rallado
2 zanahoria mediana, rallada
6 cebolletas, picadas
6 tazas de repollo verde rallado
2 cucharada. salsa de soja
2 cucharada. vinagre de vino de arroz
2 envoltorios de rollos de huevo
aceite, para pincelar
salsa de pato
salsa de ciruela
salsa de soja

1. Cocine el relleno: En una sartén grande a fuego medio, agregue el aceite de oliva junto con el cerdo o el pollo.

2. Separe la carne con una espátula o una cuchara de madera mientras se cocina.

3. Cocine continuamente hasta que la carne esté bien cocida, 12 minutos.

4. Agregue el ajo, el jengibre, la zanahoria, las cebolletas y el repollo.

5. Deje cocinar continuamente hasta que el repollo se marchite y esté suave, otros 6 minutos, revolviendo regularmente.

6. Sazone el relleno con salsa de soja y vinagre de vino de arroz y retire del fuego para que se enfríe.

7. Este relleno se puede hacer con antelación.

8. Ensamble los rollos de huevo: agregue una sola envoltura de rollo de huevo en una superficie seca con un punto del cuadrado hacia usted como un diamante.

9. Agregue hasta 1-5 onzas líquidas de la mezcla de relleno de rollos de huevo en el medio de la envoltura.

10. Mojar los dedos en agua y pasar los bordes del envoltorio.

11.　A continuación, doble los bordes de la envoltura sobre el centro y comience a rodar el rollo de huevo hacia afuera para formar un cilindro apretado.

12.　Agregue en un plato y repita continuamente hasta que esté sin llenar.

13.　Debería obtener hasta una docena de rollos de huevo.

14.　Freír al aire los rollos de huevo: Agregue los rollos de huevo en la cesta de la freidora de aire de la freidora.

15.　Rocíalos o cepíllalos ligeramente con aceite.

16.　Agregue tantos como pueda sin apilar los rollos de huevo, asegurándose de que no se toquen.

17.　El aire necesita circularlos.

18.　Cepille los rollos de huevo ligeramente con aceite.

19.　Agregue la canasta de la freidora en la freidora y gire la freidora a 150°F. El tiempo de cocción se establece en 12 minutos, luego se voltean los rollos de huevo, se rocía o se cepilla con aceite por segunda vez en la parte inferior y el tiempo de cocción se establece en otros 8 minutos.

20.   ¡Los rollos de huevo terminados deben estar dorados y crujientes! Servir inmediatamente.

Crema De Coliflor Con Reducción De Pedro Ximénez

- Ingredientes Aceite
- Reducción Pedro Ximénez:
- 400 ml de Pedro Ximénez
- 2 00 g de azúcar
- 800 g coliflor
- 4 puerros
- 400 ml de leche
- 400 ml de nata
- Sal y pimienta

Preparación:

1. Limpiar las hojas de coliflor separándolas de los tallos. Cortar los puerros y rehogar con un poco de aceite.
2. Añadir la coliflor y seguir rehogando. Incorporar la leche y cocer unos 35 a 40 minutos.
3. Triturar la crema e incorporar la nata.

4. Para la reducción colocamos en una cazuela el Pedro Ximénez junto con el azúcar y llevar a ebullición durante 35 a 40 minutos.
5. Debe quedar una consistencia espesa. Acompañar la crema con esta reducción.

6. Conservación:
7. 2 días en nevera y sin la nata 2 meses en congelador.
8. Variantes del plato:
9. Sustituir la coliflor por brócoli.

www.ingramcontent.com/pod-product-compliance
Lightning Source LLC
Chambersburg PA
CBHW070555030426
42337CB00016B/2508